EXOSTOSE VOLUMINEUSE

DE LA

FACE INTERNE DU PETIT BASSIN

CHEZ UNE FEMME ENCEINTE

DÉTRUITE PAR

M. le Dr PLASSARD

(DE ROANNE)

OBSERVATION LUE AU CONGRÈS MÉDICAL INTERNATIONAL DE LYON, 1872

PARIS

LIBRAIRIE GERMER BAILLIÈRE ET Cie

108, Boulevard St-Germain, au coin de la rue Hautefeuille

1878

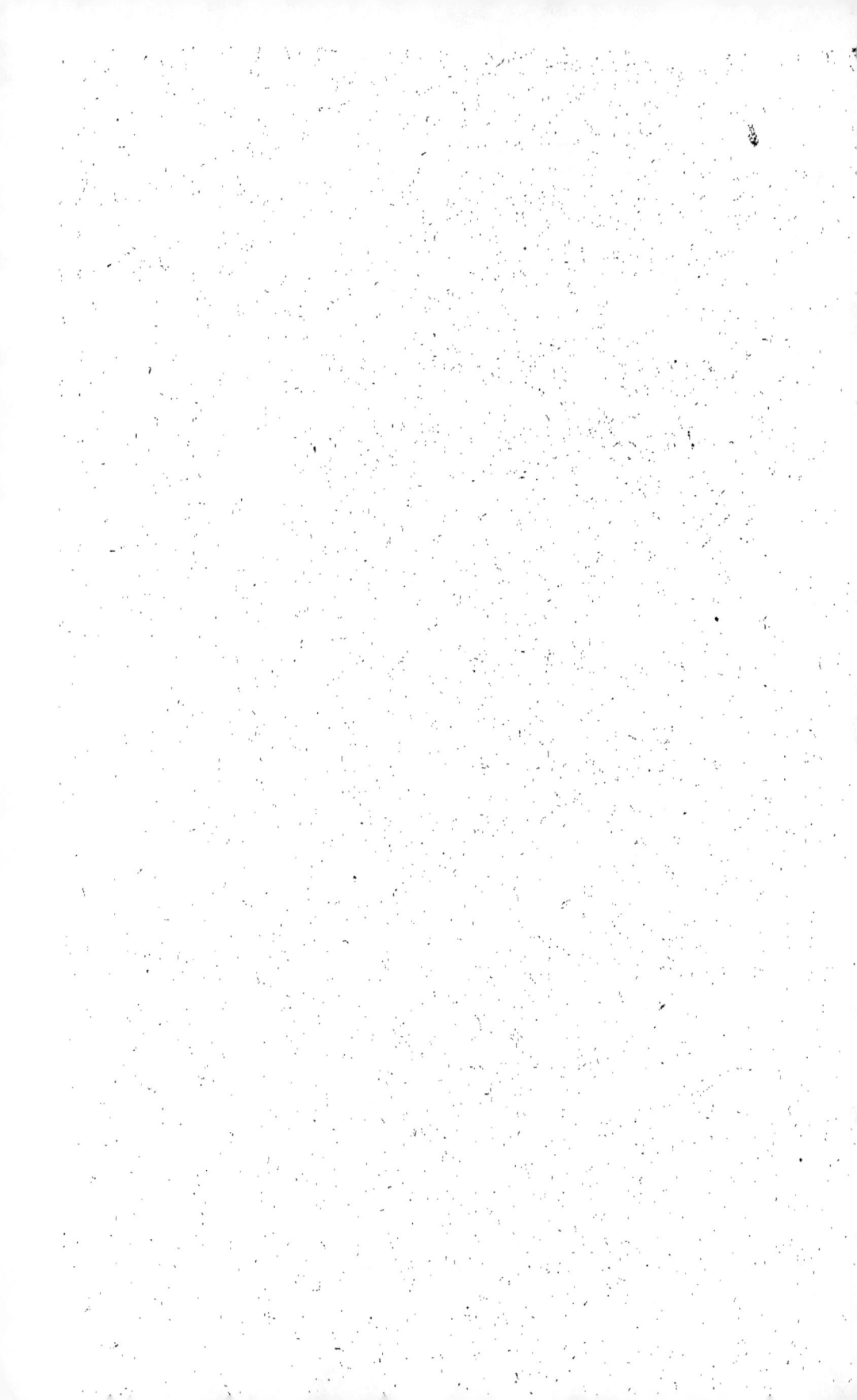

EXOSTOSE VOLUMINEUSE

DE LA

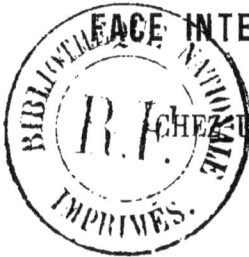

FACE INTERNE DU PETIT BASSIN

CHEZ UNE FEMME ENCEINTE

DÉTRUITE PAR

M. le D* PLASSARD

(DE ROANNE)

———

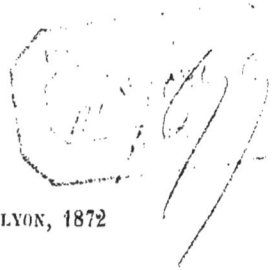

OBSERVATION LUE AU CONGRÈS MÉDICAL INTERNATIONAL DE LYON, 1872

————

PARIS

LIBRAIRIE GERMER BAILLIÈRE et Cⁱᵉ

108, Boulevard St-Germain, au coin de la rue Hautefeuille

——

1878

EXOSTOSE VOLUMINEUSE

DE LA

FACE INTERNE DU PETIT BASSIN

CHEZ UNE FEMME ENCEINTE

DÉTRUITE PAR

M. le Dr PLASSARD (de Roanne)

OBSERVATION LUE AU CONGRÈS MÉDICAL INTERNATIONAL DE LYON, EN 1872

C'est pour moi une bonne fortune et un grand honneur de pouvoir livrer à la publicité une observation
chirurgicale unique dans les fastes de la science, sous le
patronage du Congrès médical, qui réunit dans cette
enceinte les illustrations venues de tous les points de la
France et des pays voisins et amis de la France.

Nullement habitué à parler devant un pareil auditoire,
écrivant rarement des articles de longue haleine, je
serai bref. Je prie l'assemblée de joindre à l'honneur
qu'elle me fait de m'entendre sa bienveillance et son
indulgence.

Le 15 avril 1868, mon confrère et ami le docteur
Goin de Saint-Alban amène dans mon cabinet une femme

âgée de trente-deux ans, d'un tempérament nerveux,
d'une santé bonne, quant aux organes importants à la
vie. La peau n'a pas l'aspect de celle d'une femme jeune,
sans avoir l'aspect déterminé par une cachexie. La malade affirme n'avoir jamais eu d'affection syphilitique
ni aucune hypertrophie des ganglions lymphatiques.
Elle a eu trois grossesses ; la dernière datant de six ans
et demi. De cette dernière grossesse est né un enfant
du sexe masculin, vivant et bien portant. Pendant les
deux derniers mois de cette grossesse, la malade a res-
senti, pour la première fois, des douleurs à la fesse et à
la cuisse droites. Après l'accouchement, cette douleur a
disparu peu à peu d'une manière insensible. Cette douleur avait été interprétée par la malade dans le sens
d'une névralgie ou d'un rhumatisme.

Six mois avant la dernière grossesse, qui a compliqué
l'affection qui fait le sujet de cette observation, la malade et son mari se sont aperçus d'une étroitesse étrange
de l'entrée du vagin. Les rapports conjugaux sont devenus
difficiles. La malade était enceinte de deux mois, lors-
qu'elle constata elle-même l'existence d'une grosseur dure
(sic) à l'entrée du vagin, à droite. Les douleurs de la cuisse
et de la fesse sont revenues. La malade urine souvent et
difficilement, surtout les nuits. Plusieurs médecins, et
des plus compétents, furent consultés. Pendant un mois
l'un d'eux essaya d'un traitement résolutif. Le mal con-
tinua à se développer. Plus tard, la tumeur faisant des
progrès en même temps que la grossesse, suivait sa
marche régulière, il était facile de prévoir qu'un accouchement à une époque où l'enfant serait viable devien-
drait impossible. L'avortement fut inutilement tenté,

d'abord par la méthode de Kiwish, ensuite par l'intro-
duction d'une sonde dans l'utérus.

Après ces tentatives inutiles, il avait été décidé que la
malade attendrait le terme de la grossesse, qu'une opération césarienne serait faite pour sauver la vie à l'enfant et peut-être à la mère.

Telle est, en abrégé, l'histoire de la malade, faite par
elle-même en présence de son mari et du docteur Goin.
Ma première impulsion, à la proposition qui m'était
faite de m'occuper de cette malade, fut de repousser avec
vivacité l'idée d'entreprendre un traitement après les dis-
tingués et illustres confrères qui avaient conclu à l'abstention. Pressé par mon confrère le docteur Goin, qui
me rappela certaine opération faite heureusement, je
demandai le temps de la réflexion. J'étais, d'autre part,
stimulé par le désespoir navrant de la malade et par le
complet abandon de son sort entre mes mains. Je m'oc-
cupai de cette malade. Ayant cherché à porter le diagnostic, je conclus par l'affirmation d'une *exostose
laminaire fongueuse*. Je basai mon diagnostic, en grande
partie, sur la rapidité de l'évolution de la tumeur. En
effet, le docteur Goin avait pu, il y a six semaines, introduire le spéculum ; et aujourd'hui, après un laps de
temps si court, il y avait impossibilité de diriger une
sonde dans le col de l'utérus, et cela de la part des
chirurgiens les plus habiles et les plus justement re-
nommés.

Quant au pronostic, dans l'hypothèse de l'abstention,
il est des plus graves *pour la mère et pour l'enfant*. En
effet, avec une évolution du mal aussi rapide, une ca-
tastrophe totale peut être calculée pour une courte

échéance. D'autre part, la médecine opératoire classique proclame son impuissance. (Velpeau, *Médecine opératoire*, t. III p. 203.)

Mais il est un agent chirurgical héroïque, inventé par le docteur Canquoin, popularisé par la pratique et les leçons de Bonnet ; un agent qui a la précision de l'instrument tranchant entre les mains du chirurgien ; agent auquel on peut donner toutes les formes, toutes les consistances ; agent qui, dans son action coagulante, ferme la voie à l'érysipèle, à la lymphangite, à la phlébite, à la résorption purulente ; agent dont l'action est circonscrite au lieu de son application et porte devant elle l'hémostase, en resserrant les parois des artères et en coagulant le sang au-dessus des resserrements. Cet agent est la pâte de Canquoin, que tous les chirurgiens connaissent. — C'est avec cet agent merveilleux que j'ai résolûment entrepris et mené à bonne fin la solution du problème qui s'imposait à moi.

Armé du trocart à hydrocèle, sans la canule, je pratique une ponction exploratrice. Comme je l'avais prévu, la résistance fut médiocre, l'instrument fut dirigé dans la direction du grand diamètre de la tumeur, d'avant en arrière ; il fut enfoncé jusqu'au manche, en procédant avec lenteur. Je n'atteignais pas l'extrémité postérieure, ou sacrée, de la poche osseuse.

La crépitation produite par la fracture de lamelles osseuses, le sang qui coule à gouttes précipitées, lorsque l'instrument est retiré, confirment mon diagnostic d'une exostose laminaire fongueuse.

L'ouverture faite par le trocart est agrandie à l'aide d'un fort scalpel dont le tranchant est tourné dans tous les sens. Alors j'introduis le doigt indicateur de la main droite ; il pousse devant lui et brise des lamelles osseuses, qui crépitent ; il écrase un tissu mou qui donne la sensation tactile d'un velours fin.

Mon doigt étant retiré, je prends un rouleau de pâte de zinc, long de 20 centimètres, du volume du doigt auriculaire ; je le fais pénétrer dans l'intérieur de la tumeur, c'est-à-dire au centre du petit bassin. Pressant avec force, le rouleau entre tout entier, se repliant sur lui-même, dans l'intérieur de la coque osseuse. Des boulettes de charpie, des compresses, une ceinture, sont les agents à l'aide desquels je maintiens le caustique. Une première opération est terminée.

Pendant soixante-quinze heures, le caustique resta en place et produisit à peine une réaction fébrile, si légère, que le régime alimentaire habituel de la malade ne fut pas interrompu.

L'opération de l'application de la pâte de zinc avait été faite le 15 avril ; le 18, le caustique était retiré de la cavité de la tumeur ; le 26, aucun phénomène morbide important ne s'était manifesté ; assisté du docteur Goin et du docteur Talichet, je procède à l'enlèvement du fongus mortifié. Je l'énuclée à l'aide des doigts indicateur et médius, après avoir agrandi l'ouverture d'entrée. Cette énucléation fut facile, excepté en trois endroits, où de fortes attaches fibreuses fixent le fongus à la coque et aux os du bassin. Ces attaches ligamenteuses résistent à l'action des doigts et sont détruites par le bistouri boutonné. Une de ces attaches était fixée à la face inférieure de la tumeur et adhérente au grand ligament sacro-sciatique. La deuxième attache était située au

fond de la coque osseuse et adhérait à la face antérieure
du sacrum. Elle était du volume du doigt annulaire ; le
bistouri boutonné, dirigé sur le doigt indicateur de la
main gauche, en opéra la section non sans peine. Enfin,
la troisième attache était entre le fongus et la face interne
de l'ischion et sa branche ascendante ; elle était large et
fixait le fongus étroitement sur les surfaces indiquées.
Cette adhérence est détruite en partie par déchirure, en
tirant fortement le fongus de bas en haut. Le restant est
tranché d'un coup de bistouri. L'ischion, privé de son
périoste, laisse aisément sentir sous le doigt une surface
rugueuse. C'est la face interne de l'os dénudé. La vaste
cavité béante résultant de l'enlèvement du fongus mortifié est remplie, bourrée de charpie sèche. Une
deuxième opération est terminée. C'est la plus impor-
tante, mais ce n'est pas la dernière.

Après cette opération, la coque osseuse qui forme la
partie externe ou contenant de la tumeur représente
alors le volume d'un œuf un peu moins gros qu'un œuf
d'autruche, tronqué par son extrémité externe ou vul-
vaire.

Cette coque est ramollie sous l'action prolongée du
caustique, elle est devenue dépressible dans sa partie
antérieure. La partie postérieure est restée dure, non
dépressible.

La pièce anatomique enlevée a une couleur gris noir.
Sa forme est ovalaire, un peu aplatie. Son diamètre,
longitudinal ou ischio-sacré, a 7 à 8 centimètres. La
circonférence, dans son axe transversal, mesure 14 centimètres.

Je ne peux vous représenter aujourd'hui cette pièce;

non plus que d'autres dont il sera parlé. L'un de nos aimés vice-présidents, le docteur Richelot, pourra vous dire où sont ces pièces : c'est lui-même qui les a déposées là où elles sont.

Comme au 15 du même mois, la malade a peu souffert. Il n'est presque pas survenu de réaction fébrile. Rien n'est changé dans le régime de l'opérée.

Seize jours après cet enlèvement, les douleurs de la fesse et de la cuisse, qui n'avaient pas cessé de tourmenter la malade, ont diminué beaucoup. La malade affirme ne presque plus souffrir. Une suppuration modérée s'établit alors.

Les parois de l'extrémité postérieure de la coque osseuse, qui n'avaient pas été modifiées par le caustique, ont opéré un mouvement de retrait, tel que l'avortement provoqué serait maintenant possible et même facile. Je me garde bien de le tenter ; j'espère sauver deux êtres, en faisant en temps opportun un accouchement prématuré artificiel.

Le 3 mai, je revois mon opérée dans sa famille, qui habite la ville de Charlieu. Le 17 du même mois, elle vient me voir. Elle va très-bien ; les digestions s'accomplissent avec facilité. Le facies est d'un teint frais ; la malade exprime le contentement et la joie. Elle sent les mouvements de l'enfant dans l'utérus. Quant à l'état local, la coque éprouve un mouvement de retrait considérable. On peut introduire toute la main dans le petit bassin. La malade ne souffre plus dans la fesse et dans la cuisse ; elle éprouve une légère douleur dans la région lombaire. La suppuration ne se manifeste plus que par un léger suintement.

Ma malade vient se montrer à mon examen ; tout va admirablement jusqu'au 20 du mois de juin. Ce jour-là, je constate l'existence d'une tumeur implantée sur la face interne de l'ischion. Elle a le volume d'un œuf de pigeon. Elle est sessile ; elle est sentie près de la vulve. Le 5 juillet, la tumeur nouvelle a considérablement augmenté de volume. Ma résolution est arrêtée. La malade est réinstallée à Roanne, une nouvelle ablation de tumeur sera faite, et, pendant le traumatisme de cette opération, l'accouchement prématuré artificiel sera effectué. Lors de l'installation nouvelle de ma malade à Roanne, la nouvelle tumeur a quintuplé de volume. Un mouvement excentrique l'a poussée vers la vulve, où elle fait saillie comme une tête de fœtus.

Le 8 juillet, je fais pénétrer dans la tumeur un rouleau de pâte caustique de 20 centimètres ; comme pour la première fois, la voie fut ouverte au caustique avec la lame d'un bistouri.

Le lendemain de cette application, j'eus le plaisir de recevoir la visite du professeur Bouchacourt, accompagné de M. Merle, son interne. Ces messieurs ont vu ma malade, sa tumeur transpercée de la pâte de Canquoin. Le professeur Bouchacourt mesura les diamètres antéro-postérieur et bi-latéral. Ils étaient de 12 centimètres. C'était le 9 juillet.

Le 11, assisté cette fois par mon ami le docteur Fuchet, le docteur Goin étant malade, après avoir vidé la vessie et le gros intestin, je procède à l'enlèvement de la tumeur momifiée. La difficulté ne fut pas grande, la tumeur, presque sphérique, n'ayant pas de prolongement vers le fond du bassin. Soulevant la tumeur avec tous les doigts de la main gauche, l'entraînant avec force de bas en haut, je la détache avec le bistouri, mais surtout en la déchirant, l'énucléant sur la face interne de l'ischion. Je n'étais préoccupé que de la lésion possible de l'urèthre, qui était refoulé sous l'arcade pubienne, et dans lequel il avait fallu introduire la sonde pour l'émission des urines vers la fin de la dernière période. Le caustique pouvait avoir attaqué le canal. Il n'en fut rien ; il avait limité son action à la tumeur. L'opération fut terminée sans incident fâcheux. La surface de l'ischion fut ruginée jusqu'à la branche descendante du pubis. Le produit de cette opération est placé au même endroit que la première, comme j'ai eu l'honneur de vous le dire.

L'entrée de l'excavation du petit bassin est redevenue libre pour la deuxième fois ; je pense, à l'aide de pinces, de ciseaux et du bistouri boutonné, déblayer le fond de la vaste excavation résultant de ces enlèvements successifs. A ce moment, mon doigt trouve aisément le col de l'utérus dévié à gauche et en avant. J'injecte de l'eau froide, puis je remplis la vaste poche pelvienne de charpie sèche. Des cataplasmes sont appliqués.

La fin de cette opération fut très-pénible pour les médecins, pour les assistants et pour la malade, dont les forces firent défaut. Pendant deux heures, il y eut un état de prostration qui nous donna de l'inquiétude.

Dans l'après-midi (l'opération avait été terminée à onze heures), la malade va mieux. Elle a uriné sans le secours de la sonde. L'enfant a été senti, exécutant des mouvements forts.

Le lendemain, 12, la malade va bien. Elle a dormi la nuit, ayant pris une potion calmante.

Le 13, il y a une fièvre légère. Le 14 et le 15, la malade va très-bien. J'enlève la charpie et fais des injections de propreté. Il n'y a pas encore de suppuration. Le col de l'utérus est facile à atteindre avec le doigt. Il est mou et laisse pénétrer facilement le doigt dans la cavité.

L'heure de la délivrance est venue. Le 16, assisté du docteur Fuchet, je place un cône d'éponge préparé. Le 17, au matin, aucune douleur n'était survenue. J'enlève l'éponge et j'en applique une plus volumineuse, qui pénètre facilement. La journée se passe sans aucune manifestation de travail de parturition. Le 18, l'éponge étant toujours en place, j'administre le seigle ergoté à la dose de cinquante centigrammes toutes les deux heures. Deux grammes cinquante centigrammes furent administrés. Le travail commence dans l'après-midi, les douleurs vont en croissant jusqu'à cinq heures du soir. A six heures, je vois la malade, les douleurs ont cessé. J'enlève l'éponge préparée et constate la dilatation et la dilatabilité du col. Je remonte le courage de la malade, qui avait été jusque-là héroïque, pendant la longue série des opérations subies jusqu'à ce jour. Je lui fais administrer un potage au gras et une bonne dose de vin vieux et sans eau. J'annonce à la malade et à l'assistance que ce repos de l'utérus est d'un bon augure et que des douleurs décisives viendront dans la soirée. Elles sont venues à dix heures du soir, légères. A minuit, je suis auprès de la malade. La dilatation du col est très-grande, la poche des eaux est volumineuse et bombée.

Voulant ménager les forces de la malade, craignant leur impuissance, je romps la poche des eaux, et sens la tête appliquée au détroit supérieur. Les douleurs vont en diminuant de nouveau ; la malade est fatiguée. Voulant lui épargner de nouveaux efforts, j'applique le forceps, après avoir constaté une dernière fois que l'enfant était vivant. Ici j'éprouve une difficulté dans l'application des cuillers ; cette difficulté fut tournée. Ayant placé la branche à pivot la première, j'essayai en vain d'appliquer la branche à mortaise. J'en étais empêché par les débris de l'extrémité sacrée de la tumeur. Je retirai la première branche et appliquai la branche à mortaise la première, et avec facilité ; puis la branche à pivot fut appliquée. Le décroisement n'offrit aucune difficulté. La tête était bien saisie par les cuillers. Je fixai solidement les branches et attendis de nouvelles contractions. A une heure du matin, la malade était délivrée, au terme de huit mois de grossesse.

L'enfant est venu mort, et voici pourquoi. Après avoir amené la tête de l'enfant au dehors, je dégageai les fers et me proposais le dégagement des épaules et du reste du fœtus. Une contraction violente a empêché cette partie de l'accouchement. Le col de la matrice était fortement serré sur le col du fœtus. Lorsque cette contraction a cessé, l'asphyxie avait été opérée, et j'ai eu le chagrin de retirer un beau fœtus mort. Il pesait trois mille cinq cents grammes.

A trois heures du matin, je laisse la malade dans un état satisfaisant. Elle se plaint cependant d'une douleur aiguë à la région ischiatique. Cette douleur est facile à interpréter, d'après les opérations pratiquées sur l'ischion.

Les journées des 19 et 20 n'offrent rien qui mérite d'être noté. La malade va bien. Le 21, les seins se gonflent, il y a de la céphalalgie, la température de la peau s'est élevée, le pouls s'est accéléré. Il existe de la soif. La fièvre de lait a commencé. Elle dure, bien légère, jusqu'au 23 juillet. Dès cette époque, la malade va de mieux en mieux et, dix à douze jours après, il s'établit une suppuration traumatique franche, qui entraîne incessamment des lambeaux fibro-chondromateux, provenant de la région sacro-iliaque. Aujourd'hui, 4 août, la malade a toutes les apparences d'une bonne santé. La malade se lève, sort de sa chambre et se promène chez les voisins, qui l'ont soignée longtemps. Elle exprime son contentement par l'expression d'un facies gracieux. Elle boit, mange et digère bien. La fraîcheur du teint lui est revenue.

Ici se termine l'histoire dramatique et finalement si heureuse qui, pendant quatre grands mois, a tenu mon esprit attaché d'une manière presque exclusive à un seul sujet. Pendant ce temps, qui m'a semblé bien plus long encore, les inquiétudes, les soucis poignants m'ont plus d'une fois rendu la tâche entreprise bien amère. Sans les encouragements de quelques confrères dévoués à à mon entreprise, sans la foi ardente de ma cliente, qui s'était livrée à moi avec une ténacité de confiance qui n'a peut-être jamais été égalée ; sans ce désir ardent de se cramponner à la vie, je n'eusse jamais accompli, pas même essayé un pareil labeur. La foi qui transporte les montagnes a pu seule accomplir une œuvre pareille.

Je finis par ces réflexions tout à fait de l'ordre scientifique : Il ne faut jamais poser les colonnes d'Hercule dans le champ de la science. Ce champ a des horizons tellement grands qu'il laisse de quoi glaner à tous ses travailleurs, et souvent les plus humbles recueillent, par le fait d'un esprit simple, mais droit et honnête, quelques perles fines à travers beaucoup d'objets de peu de valeur. C'est mon cas. N'ayant jamais eu de service d'hôpital, je n'ai jamais laissé s'éteindre l'étincelle déposée dans mon esprit par les maîtres vénérés de l'École de Lyon et de la Faculté de Paris. La science est en dedans de nous-mêmes ; l'objet de la science est partout où il y a des sociétés humaines. Il y a eu dans mon entreprise plus de logique et d'honnêteté que de témérité. Canquoin, Bonnet, Girouard, Philipeaux ont été logiquement mes prémisses. La cure que j'ai entreprise et menée à une fin si heureuse en est la conséquence non moins logique.

Ce dernier paragraphe est à l'adresse de confrères qui ont taxé de témérité une cure dont les moyens ont été cependant parfaitement déduits.

Dix ans se sont écoulés depuis le jour où j'entrepris la cure d'une affection déclarée au-dessus des ressources de la chirurgie. Mme Moraillon de Charlieu, dont je suis autorisé à citer le nom, jouit d'une santé parfaite et vit heureuse entre son mari et son fils, pleine de reconnaissance affectueuse pour moi.

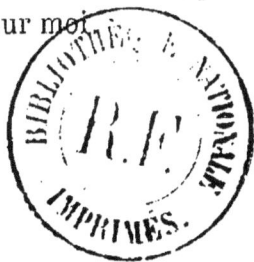

119

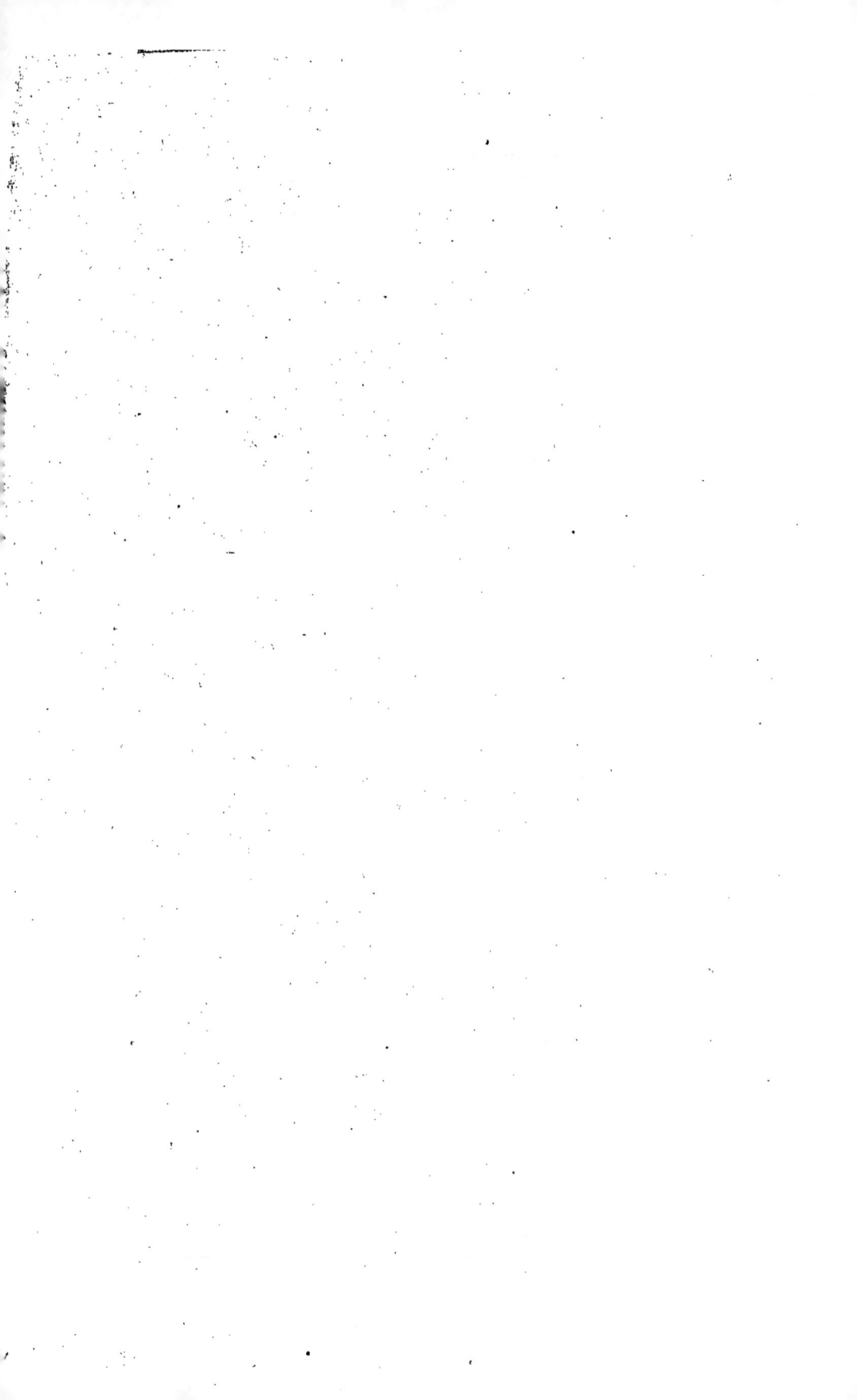

PARIS. — IMPRIMERIE E. MARTINET, RUE MIGNON, 2.

www.ingramcontent.com/pod-product-compliance
Lightning Source LLC
Chambersburg PA
CBHW050448210326
41520CB00019B/6126